AF299752

ESSAI

SUR

L'ANESTHÉSIE

DANS LES

ACCOUCHEMENTS NATURELS

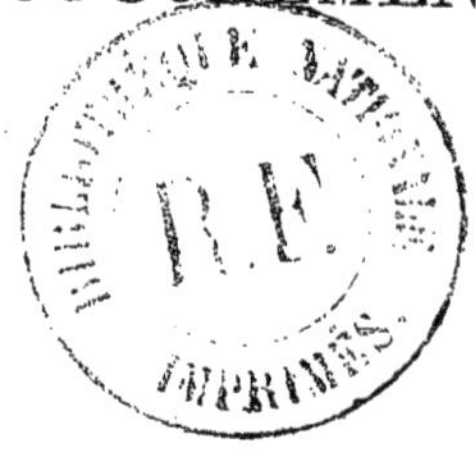

« L'éloquence des chiffres produits par Campbell parviendra sans doute à triompher des répugnances de la plupart des praticiens, et les engagera à accorder de petites doses de chloroforme aux femmes timorées, dans les accouchements ordinaires. »

Professeur A. GUBLER (*Commentaires thérapeutiques*, 2e éd., p. 898, Paris, 1874.)

PAR

Léon DORANGE,

Docteur en médecine de la Faculté de Paris,
Ancien interne des hospices civils de Rennes,
Lauréat de l'École de médecine de la même ville (médaille d'argent 1872-73),
Médecin stagiaire au Val-de-Grâce.

PARIS

A. PARENT, IMPRIMEUR DE LA FACULTÉ DE MÉDECINE

RUE MONSIEUR-LE-PRINCE, 29-31

1875

ESSAI

SUR

L'ANESTHÉSIE

DANS LES

ACCOUCHEMENTS NATURELS

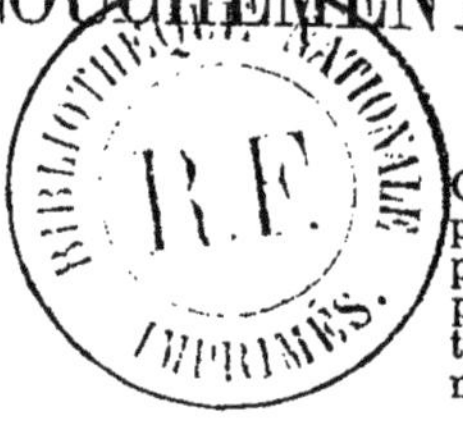

« L'éloquence des chiffres produits par Campbell parviendra sans doute à triompher des répugnances de la plupart des praticiens, et les engagera à accorder de petites doses de chloroforme aux femmes timorées, dans les accouchements ordinaires. »

Professeur A. GUBLER (*Commentaires thérapeutiques*, 2ᵉ éd., p. 898, Paris, 1874.)

PAR

Léon DORANGE,

Docteur en médecine de la Faculté de Paris,
Ancien interne des hospices civils de Rennes,
Lauréat de l'École de médecine de la même ville (médaille d'argent 1872-73),
Médecin stagiaire au Val-de-Grâce.

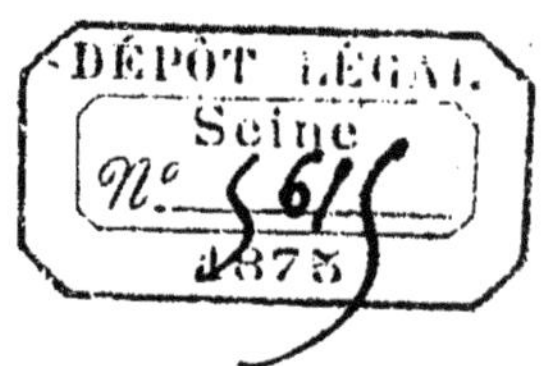

PARIS

A. PARENT, IMPRIMEUR DE LA FACULTÉ DE MÉDECINE

RUE MONSIEUR-LE-PRINCE, 29-31

—

1875

ESSAI
SUR L'ANESTHÉSIE

DANS LES ACCOUCHEMENTS NATURELS

HISTORIQUE.

> Ce sont ici mes humeurs et mes opinions ; je
> les donne pour ce qui est en ma créance, non
> pour ce qui est à croire..... Je n'ay point l'au-
> torité d'estre cru, n'y le désire, me sentant trop
> mal instruit pour instruire aultruy.
>
> Montaigne.

De tout temps, dans tous les pays, le pouvoir de calmer ou d'abolir la douleur a été considéré comme une
des plus nobles aspirations de l'art de guérir. Les hom-
mes de génie qui, pénétrés de l'importance de la méthode anesthésique, dirigèrent leurs études et firent con-
verger tous leurs efforts vers ce but, sont très-nombreux : aux uns nous devons la découverte, aux autres
le développement et le perfectionnement de cette grande
et admirable conquête dont l'intérêt pratique est immense. L'histoire a perpétué la mémoire de ces maîtres
qui ont si dignement mérité de l'humanité : l'objet de
ce travail ne nous permettant pas de relater le grand
nombre de tentatives d'anesthésie restées sans succès ou
tombées dans l'oubli, nous mentionnerons très-rapide-
ment les noms les plus célèbres, les méthodes et les pro-
cédés consacrés par l'expérience et nous essaierons de
faire voir comment l'on fut conduit à préconiser l'emploi du chloroforme dans l'art obstétrical.

La véritable méthode anesthésique ne remonte qu'à la connaissance des propriétés stupéfiantes de l'éther et du chloroforme. Pourtant dès 1798, Humphry Davy, attaché comme préparateur au laboratoire de Beddoes, situé aux environs de Bristol, en Angleterre, avait reconnu les vertus enivrantes du protoxyde d'azote et préparé l'avènement de l'anesthésie chirurgicale par ces paroles : « Le protoxyde d'azote paraît jouir entre autres propriétés de celle de détruire la douleur ; on pourrait probablement l'employer avec avantage dans les opérations de chirurgie qui ne s'accompagnent pas d'une grande effusion de sang. » Curieux et savants, tout le monde voulut connaître ce gaz hilarant.

Liquide, très-volatil, d'une odeur fortement aromatique, séduisant à l'œil, l'éther sulfurique attira bientôt l'attention de jeunes étudiants autant en quête d'émotions que de découvertes scientifiques : les propriétés merveilleuses de ce nouvel agent furent entrevues.

Mais quelques dangers furent signalés et tout rentra dans l'oubli. Après la faveur, le discrédit.

Ce n'est qu'en 1844, qu'on lit une tentative publique et authentique d'anesthésie chirurgicale.

L'honneur de cette découverte revient tout entier à Charles Jackson reçu docteur, en 1829, à l'Université de Harwart. Esprit supérieur, hardi et fécond quand il s'agissait de vues théoriques, Jackson n'avait point l'activité et la hardiesse nécessaires pour tirer parti de sa découverte et la transporter dans le domaine de la pratique. Une circonstance toute fortuite conduisit vers Jackson, un homme qui se chargea de la vérification de cette nouvelle méthode. Un obscur dentiste de Hartford, homme actif, entreprenant, d'autant plus hardi qu'il connaissait moins la question et toujours incité à des expériences nouvelles par l'amour du gain, ayant eu dans sa clientèle une malade tout à fait réfractaire qui ne voulait pas se laisser arracher une dent, s'efforçait d'imaginer un procédé qui pût lui permettre de faire son opération. Morton confia ses soucis au Dr Jackson. Celui-ci lui remit alors de l'éther en lui annonçant que les malades, après en avoir respiré les vapeurs une douzaine de fois, s'affaisseraient insensiblement sur leur siége. « Vous pourrez alors, dit Jackson, faire ce que vous voudrez d'eux; ils ne s'apercevront de rien et ne souffriront nullement : vous leur enlèverez leurs dents à loisir. L'éther ne leur fera aucun mal, je vous assure. » Le lendemain Morton vint annoncer son plein succès à Jackson qui n'en fut nullement surpris.

Quelques jours plus tard l'éthérisation fut employée pour des opérations longues et douloureuses; l'exactitude des assertions de Jackson sur les effets merveilleux de l'inhalation de la vapeur du nouvel agent fut reconnue parfaite. L'univers médical tout entier adopta l'emploi de l'éther dans les opérations de chirurgie.

L'analogie de composition conduisit, peu de temps après, à la découverte des propriétés anesthésiques plus ou moins accusées de tous les éthers.

M. Flourens connut peut-être le premier les vertus du chloroforme, mais sa découverte demeura inconnue, car il n'en fit point l'objet d'une mention spéciale. C'est le 4 septembre 1847 que Simpson, professeur à Édimbourg, signala cet agent à l'attention publique.

La substitution du chloroforme à l'éther fut rapide et depuis on l'a généralement préféré.

Combien de malheureux qu'une crainte invincible de

la souffrance semblait vouer ainsi fatalement à la mort ont été sauvés par l'intervention de cet agent merveilleux !

La chirurgie une fois dotée de la méthode anesthésique, l'éminent professeur d'Edimbourg tenta de l'introduire dans la pratique des accouchements.

Il y fut conduit par certaines observations qui prouvent, d'une façon péremptoire, que la perte de l'activité volontaire et la paralysie du sentiment et du mouvement ne sont point un obstacle à la parturition.

On sait par un certain nombre de faits, consignés dans les annales de la science, que l'accouchement a pu se faire sans difficulté pendant le sommeil naturel, en dehors de toute intervention : ces femmes privilégiées purent à leur réveil goûter les douces joies de la maternité, sans avoir connu les cruelles angoisses de l'enfantement.

Chez une malade de M. Honoré Chailly, le travail se continua pendant la période comateuse de l'éclampsie.

L'ivresse a pu permettre l'accouchement à l'insu de la malade; l'observation de Deneux rapportée par M. Bouisson en est la preuve. « Il s'agit d'une femme qui fut apportée à l'Hôtel-Dieu d'Amiens, dans un état comateux causé par l'abus des boissons alcooliques auxquelles elle s'était livrée au commencement du travail. Elle accoucha naturellement pendant cet état d'ivresse, et le sommeil de l'ébriété continua pendant quelque temps après la délivrance. La femme en se réveillant fut fort étonnée de voir son accouchement terminé et se félicita d'avoir trouvé un moyen aussi heureux. Elle se promit, ajoute Deneux, de s'en servir à la première occasion. »

La destruction de la moelle par une collection d'acépholocystes, sa compression à la suite de fractures ou de luxations, n'ont point été un obstacle à l'accouchement spontané (observations d'Ollivier, de Hasse).

La physiologie, enfin, est venue démontrer que la section des muscles abdominaux ne rendait pas impossible la parturition.

Simpson comprit toute la valeur d'enseignements d'ailleurs si nets, si précis, et le 19 janvier 1847, l'entreprenant professeur d'Edimbourg, assisté de trois docteurs, administra avec un succès éclatant l'éther pendant le travail. Interrogée, la paturiente répondit avoir entendu mais non senti les secousses soudaines amenées par la sortie de la tête. Le 8 novembre 1847, le vulgarisateur du chloroforme déclara cet agent de beaucoup supérieur à l'éther en obstétrique, assertion que l'expérience n'a point démentie.

Quelques mois plus tard, Simpson rendit compte des résultats qu'il avait obtenus dans cent cinquante accouchements, tant naturels que contre nature, pratiqués de cette façon. Le succès avait été constant : pas le moindre accident, soit du côté de la mère, soit du côté de l'enfant, ne s'était présenté pour assombrir l'attrayant tableau dans lequel il représente la femme, calme et souriante au milieu des plus poignantes douleurs; heureuse et reconnaissante après la délivrance (1).

Les imitateurs de Simpson, tant en Angleterre qu'en

---

(1) Là, c'est le doux repos, l'extase, le plaisir,
    Le spasme de l'amour : quand l'éther hallucine;
    La jeune femme en proie aux tourments de Lucine,
    O d'un double mystère ineffable pouvoir,
    Au moment qu'elle enfante, elle croit concevoir.
                (BARTHÉLEMY, zodiaque poétique.)

Amérique furent bientôt très-nombreux : partout les résultats dépassèrent les espérances, et le 7 avril 1853, la nouvelle méthode fut employée dans un accouchement de la reine Victoria, à la grande satisfaction de Sa Majesté.

Le chloroforme se répandit très-vite en Italie et en Allemagne, mais conformément à ce qui arrive au début des grandes découvertes qui surgissent brusquement dans la science, la conquête des accoucheurs par l'anesthésie ne fut point complète sur tous les points du Globe. Paris à l'engouement général opposa une réaction sérieuse.

P. Dubois, il est vrai, tenta quelques expériences, mais rebuté par quelques phénomènes nerveux insolites, survenus pendant l'inhalation des vapeurs anesthésiques, il abandonna la méthode chloroformique qui, pendant une période de cinq à six années, ne rencontra plus en France que des opposants.

En 1853, M. Houzelot de Meaux essaya de ramener les esprits sur la question abondonnée : personne ne l'écouta et le chloroforme n'eut peut-être jamais trouvé d'adeptes en France ; si la colonie Anglo-Américaine de Paris n'eut forcé la main de quelques praticiens qui se trouvèrent contraints d'administrer le chloroforme à des Anglaises se trouvant à Paris au moment de leurs couches.

Les premiers obstacles franchis, la méthode rallia peu à peu quelques partisans. En 1856, Jobert de Lamballe administrait timidement, il est vrai, et à très-faibles doses, du chloroforme à l'Impératrice, assistée par P. Dubois au moment de son accouchement, et quelques mois après, Nélaton confiait au D\u1d63 Campbell le soin d'une

longue anesthésie au moment de l'accouchement extrêmement douloureux de l'une de ses filles.

Depuis cette époque aucun revers n'est venu ébranler
les succès nouveaux de chaque jour. En 1864, Kidd re-
levait déjà une statistique de cent mille cas de chloroformisation. Le Dr Campbell emploie journellement l'anesthésie dans les accouchements naturels et pourtant,
malgré le très-grand nombre d'observations favorables,
les plus éminents praticiens et professeurs n'osent adop-
ter cette méthode.

Une grande hésitation ou mieux une opposition for-
melle persiste toujours à cet égard, et, sous ce rapport,
nous nous montrons bien inférieurs à nos voisins de
l'autre côté de la Manche et de l'Atlantique.

Cependant Joulin a prêté aux expériences sur l'anesthésie obstétricale l'appui de son grand nom : « Nous
ne devons pas attendre, dit-il, que les faits de cette nature s'imposent. comme malgré nous à notre pratique ;
il faut largement leur ouvrir les portes lorsqu'ils font
autant d'honneur à l'intelligence humaine. »

Convaincu de l'excellence des résultats obtenus par
l'emploi des anesthésiques dans le travail naturel, nous
nous permettons d'ajouter à l'expérience de nos maîtres
et devanciers, quelque réflexions que nous ont suggé-
rées les observations que nous relatons.

Nous étudierons d'abord l'influence que le chloroforme exerce sur les divers organes de la parturition,
son innocuité pour la femme et l'enfant ; nous recherche-
rons les conditions de son administration, ses indications et contre-indications, et nous terminerons en con-
sacrant quelques lignes à la tolérance anesthésique
obstétricale.

Tel est le plan de ce travail.

ACTION DU CHLOROFORME SUR LES ORGANES ESSENTIELS DE LA PARTURITION. INFLUENCE SUR LA FEMME ET L'ENFANT.

Avant de rappeler les conclusions qui sont aujourd'hui acquises à la science depuis les mémorables expériences de Claude Bernard, nous croyons devoir signaler certains arguments qu'ont mis en avant quelques adversaires de l'anesthésie. Il nous suffira de citer les considérations religieuses invoquées contre la méthode Simpson, qui représente, aux yeux de quelques fanatiques égarés, un acte de rébellion et d'impiété profonde contre la sentence de l'Écriture sainte qui veut que la femme accouche dans la douleur. Cette raison n'est point de nature à impressionner un esprit sérieux. Dans l'accouchement, comme dans toute maladie, il est du devoir du médecin de calmer la souffrance, quand il peut le faire, sans nuire à d'autres intérêts d'ordre majeur.

« Dieu, dit Simpson, ne fut-il pas le premier inventeur de l'anesthésie, en endormant Adam pour lui enlever la côte dont il fit la femme : « Notandum Adam « profondo sopore fuisse demersum, ne ablationis costæ « dolorem sentiret. »

La souffrance enlevée pendant l'accouchement, l'affection maternelle n'en sera-t-elle pas moins vive ? Telle est la question posée par quelques esprits scrupuleux et timorés. Là où la ponte se fait sans douleur (insectes, poissons), aucun lien n'attache la mère aux petits ; chez les oiseaux et les mammifères, les sentiments affectifs prennent un plus grand développement ; enfin, dans l'espèce humaine, une véritable passion enflamme le cœur de la mère, dès qu'elle a entendu le premier cri de son enfant. Tel est leur raisonnement. Pour nous, s'il nous était permis d'exprimer notre humble avis, nous répondrions que l'amour maternel est proportionnel, non à la douleur pendant la parturition, mais bien au degré occupé par chaque être dans l'échelle animale.

Que dire enfin du passage du *Discours sur l'utilité de la douleur*, *de Mojon*, dans lequel l'auteur déclare qu'en soustrayant la femme à ses souffrances, on la prive du bonheur de les voir cesser !

Bien autrement sérieuses étaient les objections soulevées jadis au sujet de l'action du chloroforme sur l'utérus, le périnée, les muscles abdominaux, la santé de la femme et de l'enfant. Pendant longtemps, en effet, les dissidences furent complètes à ce sujet.

C'est à l'illustre physiologiste du collége de France que nous devons de connaître que l'action du chloroforme porte d'abord sur les centres nerveux en commençant par le cerveau pour continuer par le cervelet, la moelle épinière et enfin la moelle allongée ; qu'il produit d'abord l'hyperémie, puis l'anémie du cerveau ; que les centres nerveux étant impressionnés, les nerfs sensitifs perdent leurs propriétés, et cela, de la périphérie au centre, tandis que les nerfs du mouvement gardent les leurs ; aussi bien ceux qui proviennent du grand sympathique, que ceux qui tirent leur origine de l'axe cérébro-spinal.

Nous savons de plus que l'utérus reçoit ses filets nerveux à la fois de l'axe cérébro-spinal et du grand sympathique, mais que sa contraction est indépendante du premier.

Or, le chloroforme n'agit que sur la substance blanche de l'axe cérébro-spinal, et ce n'est que lorsque l'anesthésie est poussée trop loin, ce qu'il faut toujours éviter en obstétrique, qu'il agit sur la substance grise. Nous concevons donc la possibilité d'enlever à la femme la conscience de la douleur sans troubler profondément les phénomènes de la parturition.

En effet, sous l'influence du chloroforme les contractions utérines continuent d'être régulières dans leur durée et leur retour ; jamais elle ne s'arrêtent sous l'influence de la narcose. Simpson va plus loin, et affirme qu'il a vu plusieurs fois les contractions utérines gagner en énergie, à mesure que la sensibilité de la femme allait s'éteignant. D'autres accoucheurs ont prétendu, au contraire, que les contractions utérines sont parfois retardées.

Mais il faut admettre, avec l'immense majorité des médecins que l'anesthésie, telle qu'elle est appliquée en obstétrique, ne saurait influencer, en aucune façon, le système utérin qui fait partie de la vie organique.

Quant aux muscles abdominaux, il est avéré que le chloroforme, pourvu qu'il ne soit pas poussé trop loin, ne les influence pas. Les professeurs Pajot et Depaul considèrent cette action comme pouvant être négligée.

Longet, regardant les muscles abdominaux comme des organes respiratoires, explique l'intégrité de leur contraction par celle du bulbe rachidien, sous l'influence duquel ils sont placés.

Nous avons été à même de constater, pendant le sommeil, la contraction des muscles de l'abdomen. La palpation suffit pour en juger, et malgré l'état de distension et de dureté du ventre, on peut, sans difficulté,

distinguer la contraction musculaire de la contraction
utérine. Ces muscles, d'ailleurs, bien que prenant une
part active dans l'acte de la parturition, ne sont point
indispensables : il existe, en effet, dans la science un
certain nombre d'observations de femmes paraplégiqes
qui ont pu accoucher naturellement; on cite même des
cas d'accouchement, l'utérus étant complètement sorti
de la vulve. Nous nous rangeons donc volontiers à l'o-
pinion émise par le Dʳ Naraujo, dans sa thèse inaugu-
rale (Paris, 1869), lorsqu'il dit que, en admettant même
que les muscles abdominaux fussent complètement pa-
ralysés par l'action du chloroforme, ce ne serait pas une
raison suffisante pour ne pas employer cet agent.

Dès les premières tentatives d'anesthésie obstétricale,
P. Dubois signala l'extrême laxité des muscles du périnée, et la rapidité avec laquelle se fait la dilatation des
organes. Depuis, aucun accoucheur n'est venu protes-
ter contre l'assertion de ce grand maître.

Mais il faut néanmoins se hâter de prévenir une er-
reur ; le plan musculaire est évidemment relâché, mais
les plans aponévrotiques et le tissu graisseux abondant
qui en occupe les différentes couches, ne sont pas in-
fluencés. La résistance de ces parties ne saurait être
vaincue que par un premier accouchement. Ce relâchement des muscles du périnée nous a semblé être utile
pour éviter la déchirure.

Mais si l'anesthésie épargne à la mère des angoisses
et des douleurs, n'y a-t-il pas d'accidents à redouter
pour sa santé? L'anesthésie, répond Simpson, non-seu-
lement fait disparaître la souffrance; mais elle épargne
à la constitution la *secousse nerveuse* qui, lorsqu'elle est
extrême, devient souvent l'origine de nombreuses con-

séquences fâcheuses. Il semble, en effet, rationnel de penser que chez la femme qui n'a point été épuisée par les souffrances de la parturition, la convalescence doive survenir plus rapidement. Les observations de M. Houzelot et Fredet paraissent venir à l'appui de cette proposition.

Mais les suites de couches sont-elles donc changées, les accidents consécutifs à la parturition sont-ils plus ou moins fréquents? D'un unanime accord, les accoucheurs les plus éminents déclarent que si le chloroforme ne peut empêcher une inflammation, une hémorrhagie de se produire, l'expérience, par contre, a démontré qu'il n'a jamais pu être considéré comme ayant été l'origine de ces accidents.

A propos des hémorrhagies, M. Simpson a écrit ceci : « Mon esprit n'a jamais été complètement à l'abri de la crainte des hémorrhagies consécutives à l'emploi de l'anesthésie ; je ne suis pas certain de les avoir vues plus fréquentes depuis l'usage du chloroforme ; mais je suis certain d'avoir vu des femmes, ayant eu des hémorrhagies dans les accouchements antérieurs faits sans chloroforme, accoucher sans hémorrhagie lorsqu'on l'administrait. »

Quant à l'enfant, sa santé ne paraît pas troublée, et si Houzelot a cru remarquer, chez lui, dans certains cas, une légère accélération du pouls, après que la chloroformisation avait été appliquée à la mère, il n'en est pas moins un fait constant, c'est que le fœtus n'a jamais offert d'accidents réellement dignes de remarque.

Dans les observations que nous rapportons, l'enfant, hors du sein de la mère, ne nous a jamais paru engourdi ; il s'est toujours agité et a poussé ses premiers cris aussitôt après son expulsion ; il a pu, sans inconvénients prendre le sein de sa mère.

Nous ne saurions mieux terminer ce chapitre qu'en relatant l'observation suivante que nous avons recueillie, à Dinard, le 22 août 1874 :

Madame B..., d'origine anglaise, primipare à terme, 22 ans, me fait appeler à neuf heures du soir, en l'absence de la sage-femme, sur les soins de laquelle elle comptait.

Fort nerveuse de sa nature, madame B... est très-bien constituée et a toujours eu une santé parfaite, tant auparavant que dans le cours de sa grossesse.

Le travail a débuté vers six heures ; les douleurs sont extrêmement vives, assez rapprochées : la patiente, comme affolée, pousse des cris horribles. Elle ne peut rester couchée et marche avec rapidité, d'une extrémité à l'autre de son appartement.

A mon arrivée, je constate la présentation du sommet : les battements du cœur fœtal s'entendent au-dessous de l'ombilic et à gauche (p. O. I. G. A.), la tête n'est pas engagée ni la poche des eaux rompue.

Madame B... me demande du chloroforme, dont elle a entendu vanter les bienfaits par ses compatriotes. Je refuse.

Arrivée de madame Haïs, sage-femme, qui, sur ma prière, consent à demeurer avec moi jusqu'à la délivrance de la parturiente.

Quelques minutes plus tard, la patiente a une douleur atroce et pousse des cris perçants : elle me réitère sa demande et me dit que je la laisse mourir. J'envoie chercher 35 grammes de chloroforme.

A dix heures, *la dilatation n'était pas encore complète ni la poche des eaux rompues, les douleurs devenant de plus en plus intolérables*, je verse quelques gouttes de chloroforme sur un mouchoir plié en cornet et commence timidement les inhalations. Le pouls, d'abord à 80, s'accélère un peu et monte, au bout de quelques minutes, à 90, mais il est régulier. La respiration se fait bien. Il n'y a pas de période d'excitation, pas la moindre agitation. Les battements du cœur du fœtus sont entendus et ne paraissent pas modifiés ni irréguliers. Au bout de dix minutes, la malade paraît dormir profondément. Je la pince : elle retire immédiatement la main.

Survient une contraction : je constate très-nettement la contraction de l'utérus et des muscles abdominaux; la patiente pousse en se congestionnant et en faisant entendre le bruit de l'effort. Pas un cri. La contraction passée, j'entends très-bien les bruits du cœur du fœtus. J'appelle alors madame B..., qui, répondant à ma demande, me déclare en grommelant qu'elle n'a nullement souffert et retombe dans sa somnolence.

Quelques minutes après, nouvelle contraction : le facies n'accuse point la souffrance.

Suspension du chloroforme jusqu'à onze heures.

Onze heures : une contraction violente réveille complètement la malade, qui pousse un cri.

Nouvelle dose de chloroforme : la femme se rendort sans agitation, la respiration se fait bien, le pouls régulier est à 95.

Je la pince : elle retire la main, mais avec lenteur.

Série de contractions : la malade n'en paraît nullement tourmentée.

Inhalations intermittentes jusqu'à minuit.

Minuit : rupture de la poche des eaux. Engagement de la tête : rapprochement des contractions.

A une heure et demie le périnée bombe.

La tête commence à être visible entre les grandes lèvres; les contractions sont très-rapprochées.

A deux heures un quart : accouchement. A peine la tête de l'enfant est-elle sortie que le mouvement de dégagement des épaules s'accomplit seul. L'enfant est fort, du sexe masculin : cris immédiats.

La délivrance est faite quinze minutes après l'accouchement, sans chloroforme et avec facilité : les contractions utérines continuent après l'expulsion de l'enfant.

A son réveil, madame B... déclare n'avoir nullement souffert pendant tout le cours du travail, mais avoir eu une sensation très-peu douloureuse lors du passage.

J'ai revu madame B... pendant trois jours : suites de couches très-régulières; l'enfant n'a pas été assoupi après la naissance. Fièvre de lait le deuxième jour; l'enfant prend très-bien le sein; l'anesthésie, en comptant les intermittences, avait duré quatre heures; 35 grammes de chloroforme avaient été employés.

Dans cette observation, il est à noter que, la douleur étant abolie, les contractions utérines et abdominales conservées, la malade a eu conscience de ce qui se passait en elle.

MODE D'ADMINISTRATION DU CHLOROFORME.

C'est, selon nous, un devoir impérieux pour le médecin d'administrer lui-même le chloroforme et de ne jamais laisser ce soin à la femme elle-même ou à des aides inexpérimentés. L'utilité d'un aide médecin nous paraît incontestable dans la majorité des cas.

Bon nombre d'appareils ont été inventés, et l'un des plus répandus est assurément le cornet de Berchon. Mais la gêne que cause à la malade cet appareil appliqué sur le visage, l'obstacle qu'il apporte à la vue de l'observateur, qui ne peut plus examiner le facies de la parturiente, nous engage à considérer comme préférable un simple mouchoir fin, bien perméable à l'air, que l'accoucheur tient plié, à 4 ou 5 centimètres au-devant de la bouche et des narines. Il ne faut point oublier d'assurer l'introduction de l'air atmosphérique en même temps que celle des vapeurs médicamenteuses.

La pureté du chloroforme est une condition désirable, parce qu'elle s'allie à une odeur agréable, exempte d'âcreté, et qu'elle met à l'abri de tous les accidents autres que ceux qui sont inhérents à l'anesthésie elle-même.

La température de la pièce doit être de 15 à 18°.

Si c'est en été, une fenêtre devra être ouverte pour laisser arriver l'air frais.

Le décubitus dorsal nous semble bien préférable au décubitus latéral, position dans laquelle les femmes ont l'habitude d'accoucher en Angleterre.

Le chloroforme devra être administré à doses peu élevées : quelques gouttes versées sur le mouchoir suffiront, en général, pour obtenir le résultat que l'on recherche. Les inhalations seront intermittentes comme les douleurs, ne devant pas être prolongées au delà de l'atténuation de la sensibilité. Il résulte de ces applications répétées de chloroforme un état tel que, pour chaque contraction, une dose de plus en plus faible de vapeur suffit pour amener un engourdissement général. En procédant de la sorte, quelques minutes suffiront pour que les malades s'accoutument à l'odeur spéciale du chloroforme et arrivent à la demi-insensibilité qu'on recherche, sans passer par la période d'excitation. Mais à quoi est dû ce défaut d'excitation? Dans son remarquable ouvrage sur l'*Anesthésie chirurgicale*, mon illustre maître, M. Perrin, fait remarquer qu'un effort de la volonté, une vive préoccupation peuvent préserver le cerveau de l'influence torpide de l'ivresse du chloroforme. L'auteur ajoute : « Est-ce par une influence du même ordre ou par suite de la nature toute spéciale des douleurs que le chloroforme est appelé à calmer qu'il est possible, pendant le travail de l'accouchement, d'obtenir une anesthésie suffisante, avec la conservation assez complète des facultés intellectuelles, pour que la malade puisse régler elle-même l'anesthésie? Dans tous les cas, il n'est pas possible de mettre en doute des faits accrédités par un grand nombre d'auteurs éclairés. »

Dans une autre partie de son ouvrage, le même auteur avance qu'il y a chez la plupart des femmes en état de gestation, soumises à l'action anesthésique, un état éthérique, qu'on peut appeler obstétrical, qui est placé entre la période d'excitation et la résolution musculaire, et dans lequel la mère en travail voit, entend, parle, a le sentiment de la contraction utérine, continue à la seconder, mais ne souffre pas. Dans l'anesthésie obstétricale, écrit M. Houzelot, la douleur est abolie, le sentiment persiste, les contractions utérines s'exercent et la femme en travail voit, entend, parle, a conscience de ce qui se passe en elle; seconde librement,

par ses efforts et sans crainte de souffrir, les contractions utérines ou abdominales, qui, pour nous, ne sont
jamais ralenties sous l'influence du chloroforme. « Ce
résultat, dit M. le professeur Perrin, paraît être la règle
en anesthésie obstétricale. Comme cette forme de
l'anesthésie ne se montre guère que pendant l'accouchement, c'est-à-dire pendant l'accomplissement d'une
fonction où la souffrance toute physiologique est tem-
pérée par les joies de la maternité, l'espoir d'une
prompte délivrance, nous avons cru trouver dans cette
coïncidence un motif suffisant pour la rattacher à l'é-
tude des modifications que la volonté peut imprimer à
la marche des phénomènes de l'éthérisation. »

Le mode tout spécial d'administration du chloroforme
en obstétrique ne nous semble point non plus étranger
à cette absence d'excitation, phénomène constant en
anesthésie chirurgicale.

Administré par petites doses, le chloroforme, dit
M. Campbell, amène peu à peu et jamais avant dix,
quinze ou vingt minutes, un état de demi-insensibilité,
de demi-conscience de ce qui se passe, accompagné d'un
bruissement dans les oreilles, qu'il est bon d'annoncer
d'avance aux malades pour qu'elles n'en soient point
préoccupées ou effrayées.

Il n'est pas possible de déterminer d'avance quelle
dose on devra administrer et quelle sera la durée du
sommeil anesthésique. Ces deux questions sont soumises à une masse de considérations et d'influences que
la prévision ne peut atteindre. Pour ce qui est de la
dose, elle variera avec les femmes soumises à l'anesthésie, avec le degré que l'on veut obtenir. Au reste, il
ne faut jamais oublier qu'il est à l'anesthésie des indi-

vidus d'une sensibilité exquise, comme il en est de ré-
fractaires, et se tenir toujours en garde contre l'une
ou l'autre de ces idiosyncrasies. Nous n'avons jamais
utilisé, dit M. Houzelot, plus de 32 grammes pour un
accouchement; en calculant ce qui se perd par la vo-
latilisation, nous estimons à 10 grammes environ ce
qu'une femme absorbe pour être utilement anesthésiée.

La durée pas plus que la dose ne peut être soumise à
des règles certaines. M. Snow a prolongé les inhalations chloroformiques pendant huit heures, M. Campbell pendant dix et douze heures, et Protheroë Smith
pendant vingt-huit heures et demie.

Le début des inhalations, à moins de circonstances
exceptionnelles, peut être fixé, selon nous, au moment où
la dilatation du col s'achève, un peu avant le début des
douleurs véritablement expultrices. C'est, en effet, à ce
moment que la femme a à endurer les douleurs les plus
terribles; c'est à cette période par conséquent qu'une
intervention efficace peut être d'une grande utilité. Il
nous semble d'ailleurs bien difficile de fixer d'avance,
d'une façon générale et très-précise, le moment pour
commencer la chloroformisation : c'est à l'accoucheur
à se servir dans chaque cas en particulier de toute son
intelligence, de tout son tact médical, et à saisir une
indication que la science ne saurait tracer à l'avance.
Pour M. Houzelot, il faut éviter d'employer prématu-
rément l'anesthésie, avant l'ouverture de la poche des
eaux, avant, en un mot, que le travail préliminaire de
l'accouchement n'ait bien marqué le moment où vont
commencer les douleurs véritablement expultrices,
moment auquel, à quelques exceptions près, l'anesthésie doit être seulement mise en usage.

Une fois le moment opportun reconnu, on laisse s'établir une douleur afin de se rendre compte des effets physiologiques qu'elle détermine chez la patiente, puis on administre le chloroforme. Pendant tout le cours de l'anesthésie il faut surveiller le facies, la respiration et le pouls. L'accouchement terminé, on suspend aussitôt les inhalations ; on réveille la femme en lui jetant quelques gouttes d'eau fraîche sur le visage, et l'on reste dans la chambre jusqu'au réveil complet. La délivrance se fait sans chloroforme.

C'est en agissant de la sorte que M. Fredet est parvenu à enregistrer de si beaux succès.

Observation de M. Fredet. — Charlotte G....., femme de chambre, 21 ans, primipare, entrée à l'hôpital Beaujon le 29 avril 1867. Elle est enceinte depuis huit mois. La conformation du bassin est normale.

Elle a fait une chute sur le siége il y a quelques jours, et les premières douleurs se sont montrées la veille au soir à huit heures. A son entrée à l'hôpital, la poche des eaux est rompue, le col largement dilaté et la tête du fœtus commence à s'engager (position O. I. D. P.).

Cette jeune femme souffre beaucoup, craint la douleur, et demande à ce qu'on l'endorme. Rien ne s'y opposant, nous commençons les inhalations du chloroforme à neuf heures du matin, en présence des élèves du service. La tête commençait alors à s'engager dans l'excavation.

On verse quelques gouttes de chloroforme sur une compresse pliée en carré, et, pendant que l'on tient le pouls, nous faisons respirer les vapeurs anesthésiques. Il n'y a pas de période d'excitation, la respiration se fait bien, le pouls au bout de quelques instants se ra-

lentit un peu (60 pulsations); il est du reste normale-
ment lent.

Les contractions de l'utérus et les muscles de l'abdomen continuent à se faire régulièrement. Le chloroforme n'est pas donné d'une façon continue, et nous
attendons qu'un signe de douleur apparaisse de nou-
veau sur la physionomie de la patiente pour reprendre
les inhalations. Nous n'arrivons pas ainsi à la période
de résolution complète, mais à l'insensibilité; la femme
s'agite un peu, pousse quelques grognements. Quand
les dernières douleurs arrivent, elle ne crie pas, et la
tête, après trois ou quatre contractions utérines éner-
giques, se livre un passage à travers la vulve. Il était
dix heures du matin.

L'enfant n'est pas à terme; il crie immédiatement
et ne paraît pas assoupi. Section du cordon immédiate.
Délivrance facile.

La femme est facilement réveillée, et nous assure à
plusieurs reprises qu'elle n'a *pas éprouvé de douleurs,*
mais qu'elle a senti passer l'enfant.

Le lendemain et les jours suivants rien d'anormal;
l'enfant n'a pas dormi très-longuement et prend le sein;
fièvre de lait très-légère au troisième jour. A ce moment, il se montra dans la salle deux cas de péritonite
puerpérale et cinq ou six de péritonite localisée, notam-
ment chez ses deux voisines, et elle quittait l'hôpital
avec son enfant neuf jours après son accouchement.

*Le chloroforme sera-t-il administré avec avantage dans
tous les cas?*

Indications et contre-indications. — Loin de nous la
pensée que, toutes les fois que le médecin sera appelé à
faire un accouchement, le chloroforme doive être in-

distinctement employé. Si nous reconnaissons à cette méthode de très-grands avantages, si le chloroforme administré par une main sage et habile n'a point donné lieu à des accidents redoutables, il n'en est pas moins vrai qu'il faut, selon nous, le réserver pour certains cas spéciaux, et ne jamais le donner avec indifférence. Nous pensons, dit M. Houzelot, que l'anesthésie doit être interdite aux sages-femmes ; qu'elle serait logiquement assimilée aux opérations chirurgicales, que la loi ne permet pas à tous les agents médicaux en dehors de certaines conditions.

L'on ne doit jamais procéder à la chloroformisation d'une dame en travail sans qu'elle vous en fasse la demande, ou tout au moins sans en avoir obtenu son consentement, et, si cela est possible, celui d'un membre de la famille. L'anesthésie des femmes en couches n'est point d'une nécessité absolue, et, n'étant pas entrée dans nos habitudes, on ne manquerait pas, dans le cas où le médecin l'emploierait de son propre chef, de jeter sur son compte une affection qui serait venue frapper inopinément, quelques mois plus tard, la femme jadis confiée à ses soins. Par contre, nous ne croyons pas que l'on doive refuser l'anesthésie à une femme qui en réclame avec instance le bénéfice.

L'exagération de la douleur est certainement une des indications les plus formelles du chloroforme. Il est, en effet, des femmes, surtout des primipares, dont les douleurs sont tellement intolérables, qu'on en a vu devenir folles. La souffrance est funeste ; la secousse imprimée à l'économie par le travail de l'enfantement a même parfois causé la mort. Les observations et la pratique de Simpson prouvent largement que, dans l'accouchement, le danger est en raison directe de l'intensité de la douleur. La souffrance est quelquefois si forte, que des femmes ont été poussées au suicide ou ont tué leurs enfants, et les médecins-légistes ont trouvé, dans certains cas, l'explication de leur crime dans ce trouble de l'intelligence. Les adversaires même de l'anesthésie obstétricale viennent ici nous donner leur plein assentiment.

Pour notre part, dit le professeur Pajot, nous ne conseillons pas d'employer le chloroforme dans les accouchements naturels, si ce n'est peut-être à la fin de l'expulsion, chez ces quelques femmes complètement déraisonnables, sourdes à toute exhortation, voulant se lever, poussant des cris horribles et menaçant de compromettre, par leur indocilité, la vie de l'enfant qui va naître. » M. le Dr Campbell nous racontait, il y a peu de temps, que la fille de Nélaton avait donné, pendant quelques heures, de très-sérieuses inquiétudes, même pour sa vie, à cause des douleurs intolérables qu'elle éprouvait, et de l'exaltation cérébrale consécutive ; le chloroforme fit rapidement disparaître tous ces signes fâcheux, et l'on n'eut aucun accident à déplorer.

On a également tiré de grands avantages de l'anesthésie pour combattre certaines douleurs étrangères au travail de la parturition : tels sont certains cas de rachialgie excessive, de névralgie intercostale, de coliques et de crampes violentes. L'observation suivante, empruntée au Dr Fredet, le prouve amplement.

Alphonsine S....., 18 ans, entrée, le 22 juin 1867, à l'hôpital Beaujon, salle Sainte-Hélène, n° 14.

C'est une jeune fille très-nerveuse, primipare et complètement à terme. Le travail a commencé à six heures ; pendant toute la période de dilatation, elle a éprouvé des douleurs très-vives, et des maux de reins excessifs. Les contractions utérines se font d'une manière presque continue, mais sans grande énergie ; à trois heures du soir, les souffrances étant plus intolérables, l'infirmière de la salle vint nous appeler. La poche des eaux était rompue ; la tête n'avait pas encore franchi le col ; les douleurs de reins étaient de plus en plus fortes. Sur les instances de la femme, nous la soumettons à l'anesthésie. Il était trois heures un quart. Le calme et le sommeil succèdent bientôt à cette agitation, les contractions deviennent intermittentes et prennent de l'énergie. Dans leur intervalle, la femme repose tranquillement et fait quelques mouvements lors de leur retour ; lorsque la tête arrive sur le plancher périnéal, nous en constatons le relâchement musculaire. L'ouverture vulvaire est très-étroite, et nous croyons bien qu'une déchirure se serait produite, si, outre l'aide du chloroforme, nous n'avions pas eu le soin de soutenir aussi bien que possible le périnée. L'enfant est gros ; une anse de cordon est entortillée autour du cou, et tire violemment sur le délivre ; nous sectionnons immédiatement, même avant l'issue complète du fœtus.

Il y a un peu d'asphyxie occasionnée par la compression des vaisseaux du cou sur le cordon. Elle se dissipe bientôt. Mouvements et cris de l'enfant. La délivrance est facile et sans hémorrhagie.

A son réveil, la femme nous remercie avec vivacité, nous dit qu'elle a été soulagée de ses douleurs de reins dès les premières inhalations, et qu'elle souffrait tellement avant l'administration du chloroforme qu'elle croit que, si on ne l'avait pas endormie, elle serait morte.

L'accouchement était terminé à cinq heures un quart. L'anesthésie avait donc duré deux heures, mais avec des intermittences. Nous avions usé de 30 à 40 gr. de chloroforme.

Le 24, les seins de la mère commencent à durcir; l'enfant tette bien; les jours suivants, rien à noter. Exeat le 1er juillet.

Poussé à dose un peu plus élevée, le chloroforme semble avoir été d'une grande utilité dans certains cas de rigidité spasmodique du col.

Il nous a paru, dit Laborie *(Mémoire sur le rapport de Houzelot)*, que, dans un cas de présentation de la face en mento-postérieure gauche, la continuité des douleurs empêchait le fœtus de suivre la série des évolutions nécessaires à la terminaison simple du travail : le peu de calme produit par l'anesthésie ayant fait disparaître les contractions pathologiques, toute intervention de l'art fut rendue inutile.

M. Blot s'oppose à l'anesthésie chez les hystériques et les épileptiques; ne semble-t-il pas pourtant très-rationnel de penser qu'un agent, dont l'utilité dans l'éclampsie a été si bien mise en lumière dans ces derniers temps, doive avoir une influence heureuse dans des affections qui, à tant de points de vue, ont de l'analogie : « Je viens, il y a dix jours, nous écrit M. Houzelot, le 6 de ce mois, d'accoucher de son troisième enfant une dame du monde, fanatique du chloroforme, dont elle a déjà usé à ses deux premières couches : j'ai dû, chez elle, faire usage de l'anesthésie dans la période préparatoire, avant que la poche des eaux n'ait été rompue.

La malade est restée sous l'influence du chloroforme pendant trois heures sans inconvénient : j'ai, je crois, ainsi évité des convulsions imminentes. »

Telles sont les circonstances où l'administration du chloroforme paraît plus ou moins opportune. Voici maintenant dans quels cas les inhalations chloroformiques sont considérées comme entachées d'inconvénients ou de dangers. Ces circonstances étant les mêmes qu'en chirurgie, nous serons très-bref.

En tête nous placerons les affections cardiaques et pulmonaires. « Par dessus tout, dit M. le professeur Gubler, les affections cardiaques avec insuffisance aortique ou mitrale, asystolie, faiblesse et intermittences du pouls ; toutes conditions morbides qui prédisposent aux syncopes.

Dans l'alcoolisme, l'on ne doit employer le chloroforme qu'avec beaucoup de circonspection, à cause de la difficulté de l'anesthésie et de la syncope possible.

Certaines affections cérébrales en excluent complètement l'emploi.

TOLÉRANCE ANESTHÉSIQUE OBSTÉTRICALE.

L'influence nocive du chloroforme en chirurgie se manifeste malheureusement trop souvent par un accident subit et terrible, qui déconcerte et décourage les plus audacieux. De semblables insuccès devaient naturellement être redoutés en obstétrique. Par bonheur, l'expérience n'est point venue donner raison à des terreurs assurément bien légitimes. » « L'anesthésie, dit le Dr Campbell, a été employée maintenant dans un nombre immense de cas obstétricaux, soit à leur termi-

naison physiologique, soit lors d'une intervention chirurgicale devenue nécessaire, et par des médecins tantôt novices et imprévoyants, tantôt prudents et inexpérimentés, les uns ignorants de toutes les règles, les
autres armés de tous les préceptes ; ceux-ci favorisés,
ceux-là contrariés par telle ou telle idiosyncrasie. Or,
dans la multitude de faits observés, au milieu des conditions diverses et dans toutes les parties du monde, il
ne s'est présenté jusqu'à ce jour un cas malheureux,
véritablement imputable au chloroforme.

Ce fait heureux n'a d'ailleurs pas été contesté par les adversaires les plus autorisés de la méthode anesthésique.
Mais quelle explication en donner ? Ici, encore, nous lais-
sons la parole à une voix plus autorisée. Voici comment
s'exprime à cet égard le Dr Campbell : « Serait-il illogique, en comparant l'état de surexcitation physiologique, tant respiratoire que circulatoire qui accompagne la fonction de la parturition, à cet autre état de
prostration physique et morale dans lequel se trouvent
plus ou moins plongés les individus qui réclament une
intervention chirurgicale presque toujours inattendue
et toujours non naturelle, serait-il illogique, dis-je, de
conclure de cette comparaison qu'il réside dans l'acte
naturel de l'enfantement un élément de résistance à
l'empoisonnement chloroformique , bien autrement
prononcé que dans les cas chirurgicaux ? Ne voyons-
nous pas l'activité d'une digestion ou l'excitation alcoo-
lique portée à l'extrême pouvoir, annhiler ou retarder
du moins les effets dus à l'absorption de certains agents
délétères ? Se passe-t-il quelque chose d'analogue pendant le chloroformisme de l'accouchement, cette lutte
d'un organe contractile au milieu d'un organisme calme

d'abord, mais dont la vitalité finit par s'exalter au suprême degré? » Plus loin le même auteur ajoute : Tout ce que je crois savoir, c'est [que pendant l'action cardiaque exagérée qui accompagne l'effort, la femme étant d'ailleurs dans la position horizontale ordinaire, bien plus favorable que la position verticale ou assise, il se fait un plus grand afflux de sang artériel vers le cerveau, la quantité de sang veineux restant à peu près la même à cause de la stase veineuse de retour. D'où il résulte que, par la même loi qui fait que pendant un accident chloroformique on peut, par l'inversion soudaine et plus ou moins prolongée de l'individu, la tête en bas, hyperémier mécaniquement son cerveau frappé d'anémie, on peut aussi pendant un travail régulier où le chloroforme a été donné à doses petites et intermittentes, voir l'effort (cet effort qui ne doit jamais faire défaut, et est produit par la contraction simultanée des muscles abdominaux et du diaphragme, venant en aide au muscle utérin) se charger à lui seul, et à intervalles égaux, et jamais bien longs, de pousser une ondée sanguine vers ces mêmes centres nerveux. On en pourrait presque comparer les allées et venues à celles des marées qui se roulent et se déroulent sur le sable qu'elles arrosent, à de courts intervalles, à peu près réguliers, en le laissant toujours mouillé sous l'ardeur du plus puissant soleil. De cette façon, les centres nerveux ne peuvent, en obstétrique, s'anémier d'une manière ni constante ni continue.

Cette hypothèse ingénieuse, bien que manquant peut-être encore de données physiologiques suffisantes pour être admise sans réserve, semble rendre très-bien compte des faits observés. Il ne répugne nullement à l'esprit d'admettre que c'est l'impulsion du sang vers le cerveau, impulsion qui doit nécessairement se faire là comme dans tous les autres organes accessibles à nos sens et où nous pouvons aisément la constater, à la face, par exemple ; que c'est, disons-nous, cette impulsion qui éloigne les chances d'anémie cérébrale et, par suite, de syncope, danger le plus à redouter lorsqu'on administre le chloroforme.

Cette tolérance admise, l'hyperémie cérébrale, entretenue par les efforts d'expulsion et l'excitation qui accompagne le travail de la parturition, reconnue, pourquoi, imitant en cela la conduite de nos voisins de l'autre côté du détroit, ne pas céder aux instances de certaines primipares en leur donnant du chloroforme avec toute la prudente réserve que recommandent les maîtres ?

On cite, dit M. le Dʳ Verrier (*Gazette obstétricale*, de 1875, p. 105), dans les coulisses de la science, l'exemple d'un maître ès arts qui, tout opposé qu'il fût à l'anesthésie obstétricale dans l'accouchement naturel, ne crut pas devoir refuser le bénéfice du chloroforme à une personne d'une illustre naissance accouchée récemment, plus prudent en cela que M. le professeur Pajot, qui préféra renoncer à un accouchement lucratif que de transiger avec ses préceptes au risque de mourir dans l'impénitence finale.

En 1857, Blot déclare que, bien que dans la Grande-Bretagne, en particulier, les femmes qui sont accouchées pendant l'anesthésie se comptent par centaines de mille, aucun accident directement imputable au chloroforme ne s'est présenté.

Or, dit Campbell, si tel était l'état des choses il y a

dix-huit ans, que peut-il bien être aujourd'hui que nous sommes encore en présence des mêmes agents anesthésiques, du même mode d'administration, avec dix-huit années d'expérience en plus !

Maintenant si un fait malheureux venait assombrir d'un nuage cet océan de faits favorables au chloroforme tel qu'on doit le donner dans la pratique des accouchements, ce fait, tout regrettable et tout déplorable qu'il fût, ne devrait empêcher désormais personne de s'y confier encore, pas plus qu'un naufrage ne fait renoncer à la navigation, ou un accident de chemin de fer à la locomotion parla vapeur, pour ramener tout le monde à la pratique primitive de la déambulation sur terre ferme qui a certainement ses avantages, mais qui n'en est pas moins exempte elle-même de glissades et de chutes parfois mortelles.

A. Parent, imprimeur de la Faculté de Médecine, rue Mr-le-Prince, 31.

www.ingramcontent.com/pod-product-compliance
Ingram Content Group UK Ltd.
Pitfield, Milton Keynes, MK11 3LW, UK
UKHW020127080726
13614UKWH00005B/2081